L'ESPRIT SCIENTIFIQUE

ET

LA SOLIDARITÉ MÉDICALE

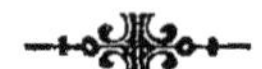

ALLOCUTION

*prononcée a la Séance annuelle de l'Association Médicale
des Vosges. par le D₁ BAILLY, Vice-Président*

Imprimerie BUSY, rue d'Ambrail, 6, Epinal

1877

L'ESPRIT SCIENTIFIQUE

ET

LA SOLIDARITÉ MÉDICALE

ALLOCUTION

prononcée à la Séance annuelle de l'Association des Médecins
des Vosges, par le D' BAILLY, Vice-Président.

(Extrait du Compte-rendu de la réunion du 2 octobre 1877)

Imprimerie BUSY, rue d'Ambrail, 6, Épinal

1877

Messieurs,

L'honneur que vous m'avez fait, en m'appelant à siéger près de notre bon et distingué président, vient ajouter un sentiment de reconnaissance à la sympathie que déjà vous m'aviez inspirée.

Mon adhésion à votre Société a été déterminée bien plutôt par l'attrait de réunions confraternelles que par un mobile de prévoyance ou de charité.

Ces vertus ont suffi, sans doute, à faire instituer notre association ; elles ne sauraient lui assurer toute sa vitalité. Il faut, selon moi, quelque chose de plus : La cordialité, qui résulte de la fréquence et de l'intimité des relations.

Nous nous conformerons à nos statuts, nous répartirons équitablement nos secours ; mais qu'il nous soit permis, en dehors du cadre officiel, de nous livrer à quelques entretiens propres à ranimer l'esprit médical et à resserrer les liens d'une solidarité défaillante.

Peu importe le motif pour lequel nous avons été réunis ; dès que nous sommes ensemble, — tous docteurs, — n'avons-nous pas des choses intéressantes à nous communiquer ? Nous avons des intérêts communs : intérêts matériels et intérêts moraux. Sans mépriser les premiers, je pense qu'il est convenable de glisser sur les questions de tarif aussi légèrement que sur celles de secours, et de ne pas trop insister non plus sur les concurrences illégales.

Nous négligerons de même ce qui touche à l'honneur professionnel, à la délicatesse des procédés entre confrères, sujet assez scabreux qui, d'ailleurs, serait ici sans opportunité.

Les intérêts moraux sur lesquels je veux m'arrêter aujourd'hui sont d'un caractère plus général et plus élevé ; ils se rapportent, d'un côté, à la situation particulière faite aux médecins par le genre de leur instruction, et, de l'autre, à la solidarité confraternelle qui devrait en être la conséquence.

Dans la qualification de docteur en médecine, deux points sont à distinguer : la profession de médecin et le titre de docteur.

Je laisse de côté la première, et je m'attache au second. Ce titre banal qu'on nous attribue, de préférence aux docteurs des autres Facultés, je prétends que nous devrions le mériter, d'abord par l'étendue et la sûreté de nos connaissances, et, ensuite, nous en prévaloir pour acquérir une légitime influence, et remplir dans la société un certain rôle de philosophes naturalistes.

Je ne voudrais pas prêter à rire par des prétentions déplacées. Le moraliste, de nos jours, ne court plus les rues avec une lanterne, en sermonant les gens à tort et à travers. C'est dans les conversations familières, à l'occasion des divers incidents de la vie, qu'il fera entendre la voix de la raison et de la vérité. Il n'est pas besoin de monter en chaire pour inculquer aux hommes les principes d'une saine doctrine ; c'est en interprétant les faits de chaque jour, suivant les données de la science, qu'on fera pénétrer dans les esprits des notions justes.

Or, Messieurs, qui sera plus apte que le médecin à

traiter les questions qui se rattachent à la biologie et aux sciences afférentes, qui saura mieux faire comprendre la supériorité des procédés d'observation et d'expérimentation ?

Si l'on considère que les sciences sociales, qui intéressent tout le monde et font le sujet des controverses habituelles entre les hommes, la politique et la morale, devraient s'appuyer également sur nos méthodes inductives, on reconnaîtra toute l'importance des questions que nous pouvons être appelés à éclairer.

Aucune carrière n'exige une étude aussi complète des phénomèmes de la nature ; aucune profession ne met à ce point l'homme aux prises avec les difficultés et les obscurités d'une nature inexorable.

Devant chaque malade, le médecin est en face d'un problème dont il s'efforce à trouver la solution ; tant pis si le mot de l'énigme lui échappe, tant pis, — pour le malade, — diront les plaisants ; mais si, à chacune de ses fautes, le médecin n'est pas dévoré tout entier, son honneur et ses intérêts risquent souvent d'être lésés par la griffe du sphinx.

Il nous faut donc avoir l'esprit en éveil, aiguisé par des connaissances fraîches, toujours prêt à deviner les secrets de la nature et à la diriger suivant les besoins.

D'autres professions, sans doute, réclament une préparation scientifique aussi sérieuse ; mais trop souvent ceux qui les exercent s'enferment dans leur spécialité, et consignent à la porte un bagage inutile.

La médecine a des connexions plus étroites avec les autres sciences ; elle exige plus de suite dans ses rapports avec elles ; le praticien est appelé sans cesse à explorer en détail quelque partie du vaste domaine dont il n'avait pu, dans la période d'initiation, que reconnaître les dispositions élémentaires.

On place généralement les mathématiques au premier rang des sciences. Il n'y a pas à contester les services que sont appelés à rendre nos ingénieurs et autres polytechniciens, pas plus que l'importance des mathématiques dans la culture intellectuelle ; elles répondent à deux conditions essentielles de la vérité . la précision et la mesure. Mais on ne comprend pas assez que, par elles-mêmes, elles n'apportent aucune connaissance positive ; elles sont un instrument d'analyse et de vérification ; leur exactitude vient d'un point de vue restreint et fictif. Au milieu de la complexité des phénomènes, elles ne tiennent compte que d'une seule donnée. Or, il faut bien le reconnaitre, les esprits façonnés à cette gymnastique procèdent trop souvent, dans leurs raisonnements sur les choses du monde et de la vie, par des affirmations absolues, incompatibles avec des éléments multiples, des influences compliquées et indéterminées.

Nous verrons en quoi consiste la méthode des biologistes et combien elle est plus sûre.

D'abord, je veux montrer que l'éducation actuelle prépare mal à une saine appréciation des faits, et livre l'homme, sans défense, au joug des préjugés.

L'enseignement, en France, s'est développé sous l'aile de la religion ; en succédant à celle-ci dans la direction des écoles, la philosophie universitaire n'a pas modifié sensiblement les méthodes ; elles sont restées déductives.

On part d'une idée abstraite, de prétendues vérités

générales, pudiquement abritées contre toute critique ; on pose des principes *a priori*, admis par respect, par foi, ou par inertie ; ensuite, poussé par les suggestions intéressées de quelque passion, — avouée ou inconsciente, — on descend les degrés d'une logique trompeuse pour aboutir à des aberrations systématiques. Sans cesse, on fait appel à une autorité étrangère à la raison individuelle, on s'habitue aux formules, aux mots indéfinis, auxquels on affecte un sens d'autant plus rigoureux qu'il est moins déterminé ; on apprend à s'élancer dans le vide sur le trapèze métaphysique, et l'on néglige les exercices de plein pied sur la terre ferme de l'observation.

Telle est la manière dont est façonné l'esprit de la jeunesse ; la méthode peut être suffisante, tant qu'il ne s'agit que de former des poètes et des sophistes. Dans le domaine de la fantaisie et de la rhétorique, on peut divaguer éloquemment et sans danger. Mais les beaux esprits ne se sont pas arrêtés en chemin, ils ont pénétré dans l'histoire, le droit, la politique, la morale, et, sur ce terrain des intérêts humains, on se heurte à la réalité, et les erreurs deviennent funestes.

Ces divers sujets, traités d'après les méthodes déductives, sont encore livrés aux discussions, et n'ont pu se constituer à l'état de sciences positives. Les solutions flottent dans le vague des hypothèses contradictoires, entrainées par les courants d'opinions, subordonnées aux caprices et aux passions du moment.

A cette agitation stérile, nous opposerons le mouvement coordonné, progressif, qui a amené le développement des sciences physiques et naturelles. La méthode nouvelle, indiquée par quelques penseurs avant Bacon, formulée par lui, a été enfin pratiquée par les hommes éminents qui, depuis Lavoisier, ont édifié le plus admirable monument : La vraie Tour de Babel, celle-ci, construite sur des assises indestructibles, élevant vers le ciel ses volutes immenses, — et jamais interrompues — car tous les ouvriers parlent la même langue, tous sont animés du même esprit : l'esprit scientifique.

Voici en quoi il consiste :

On ne reconnaît d'autre autorité, d'autre souveraineté que celle des faits. Toute croyance repose sur l'observation, et toute observation est faite sans idée préconçue, avec un esprit défiant, scrutateur et de libre examen. On relève avec précision les moindres détails, on suit avec persévérance les phases du phénomène ; le droit de contrôle est permanent, tout procès est révisable.

La vérité est toute entière dans les choses extérieures ; l'erreur vient de nous. Afin de s'adapter à des combinaisons illimitées, notre jugement ne sauraitêtre définitif, il est réservé et comme en suspens.

Le monde est en développement ; tout y marche et se succède ; la connaissance que nous cherchons à en prendre devra suivre ses transformations ; elle sera conditionnelle et provisoire.

Dès qu'un fait bien constaté se refuse à entrer dans le cadre d'une théorie, le cadre est brisé sans pitié ; la théorie, si séduisante qu'elle soit, est vite oubliée. Quelque riche et commode que soit le vêtement, on le jette à la friperie s'il est mal ajusté.

On marche avec précaution, sentant toujours le sol sous ses pas, du connu à l'inconnu, du simple au composé.

Le seul *criterium* est l'expérimentation. On a cru saisir une loi, un rapport de causalité entre deux faits; la certitude n'existera que si l'on a pu provoquer la succession des actes en question. On n'est maître du phénomène qu'autant qu'on a déterminé les conditions dans lesquelles il se produit. Tel est le *déterminisme* de Claude Bernard, la dernière formule de la vérité scientifique.

Voilà les seuls outils dont se servent les ouvriers de la science, les francs-maçons qui travaillent à la Babel de l'intelligence.

Eh bien, Messieurs, nous, médecins, ne sommes-nous pas enrôlés dans cette glorieuse phalange, ne sommes-nous pas pénétrés du même esprit, et n'avons-nous pas les mêmes adversaires : Les champions du dogmatisme et de l'absolutisme, les partisans de « la liberté du bien » et de la suppression de toute critique?

· Afin de mieux marquer la divergence des vues, et motiver un désaccord séculaire, il faut montrer par quels traits particuliers se distinguent nos antagonistes.

Pour eux, d'abord, le *criterium* de la vérité n'est plus dans la réalité des choses, ni dans la démonstration par les faits, ils l'ont transporté dans le raisonnement et les spéculations de l'esprit.

Le caractère le plus saillant des doctrines orthodoxes, philosophiques ou religieuses, (nous pourrions ajouter politiques, si nous ne craignions de mettre le pied sur ce terrain) est la subordination, — non pas aux lois ni aux faits, — mais bien à un concept intuitif ou révélé, à un principe de logique qui ne tarde pas à être incarné dans un chef, absolu comme l'abstraction dont il procède, invariable et irrévocable; ce chef est gratifié d'infaillibilité et de perfection pour donner plus d'auto-rité aux jugements que ses adeptes doivent rendre en son nom.

Par une étrange confusion, ils posent à la fois comme un axiome et comme une énergie, un être de raison, un principe vital prééminent, dont ils font dériver toute la hiérarchie des idées et des puissances. Au lieu de remonter des notions, successivement et positivement acquises, à une généralisation concordante, la syn-thèse, chez eux, précède l'analyse.

En attribuant une personnalité et une efficacité à leur unité idéale, les spiritualistes croient possible dans les phénomènes naturels, l'intervention arbitraire d'une force supérieure et distincte.

On affecte de considérer une telle donnée, sortie de l'anthropomorphisme des premiers âges, comme le fon-dement de l'ordre social; et le système tout entier des connaissances a dû s'y conformer; de là des rapports faussés, et des déviations sans fin.

Dans la conception biologique, les activités se pro-duisent au sein des éléments, la force est inhérente aux parties constitutives, elle se transforme et se transmet par un système d'équilibre général, elle ne s'écoule pas d'une source chimérique; la direction n'est pas imposée, elle est une résultante des impulsions diverses. Les actions se développent à travers les incidents et les combinaisons variées à l'infini, dans le temps et l'espace, mais toujours suivant des concordances et des règles fixes.

L'objet de toute science est de dégager le plus possible les faits antérieurs et leurs conséquences nécessaires, de mettre en évidence tous les termes du problème, afin d'en assurer la solution. L'enchaînement est rigoureux; les conditions remplies, forcément, le résultat prévu se dégage. La possibilité d'une infraction n'est pas admise; le phénomène n'est jamais merveilleux; s'il ne répond pas aux prévisions, c'est qu'il y a une donnée dont on n'a pas tenu compte et qu'on doit rechercher pour la faire entrer désormais dans les calculs. L'existence d'un pouvoir surnaturel serait la négation de la science.

Dieu merci, cette dernière a marché assez loin et assez longtemps sans rencontrer de contradictions, pour qu'elle soit assurée, dorénavant, de la solidité du terrain sur lequel elle est engagée.

La nature va son train; elle fait et défait suivant ses lois inflexibles: elle ne s'inquiète ni des intentions, ni des espérances, ni des prières qui, vainement, s'élèvent autour d'elle. La seule intervention qui soit permise au médecin comme au chimiste, est de provoquer un phénomène par son antécédent reconnu; il place le fait dont il dispose avant celui qui doit être engendré et qu'il désire obtenir. Il est alors : *Naturæ minister et interpres.* Il ne sauve son malade que d'une manière indirecte; il a l'habileté d'accommoder à ses besoins les exigences de la nature. Dans ce sens, nous dirons aussi avec A. Paré : *Je le pansay et Dieu le guarit.* Manière équivoque et bienséante d'exprimer que les conditions normales étant rétablies par la main du chirurgien, les forces organiques reprennent leur jeu régulier; l'obstacle étant levé, la vie poursuit son cours.

Par cette feinte modestie, le vieux maître n'a certainement pas voulu dire qu'à chaque pansement le Dieu d'Israël dût intervenir en personne — ou s'y refuser ·— d'après des motifs étrangers à la physiologie.

Les hommes de science ne s'arrêtent pas volontiers à discuter leurs méthodes; c'est par les résultats qu'ils en font apprécier l'excellence. Pour démontrer leur force motrice, ils marchent dans la voie du progrès.

Les orthodoxes, de leur côté, en dépit de prétentions à l'omnipotence, cèderaient sans doute aux physiciens les sciences physiques et chimiques, avec les arts mécaniques et industriels qui en dérivent ; ils abandonneraient encore aux naturalistes l'étude des parties inférieures du Cosmos, quoique déjà, dans ces matières, bien des points se montrent en opposition avec leurs traditions et leur parti pris. Mais dès qu'on touche à l'homme, les questions deviennent brûlantes et les contestations surgissent de tous côtés. Aussi, nos compétiteurs ont-ils senti la nécessité de mettre la main sur un sujet aussi subversif; ils ont résolu d'enseigner une science conforme aux croyances établies, — une biologie orthodoxe.

Oui, Messieurs, il ne s'agit pas moins, à cette heure, que d'élever autel contre autel; au XIXᵐᵉ siècle, qui a vu tant de choses surprenantes, il est réservé de voir encore à côté de la médecine de l'expérience et de l'observation, la médecine de la révélation et du miracle, — la médecine infaillible.

Mais si intéressante que soit pour nous, médecins, la lutte engagée dans nos propres foyers, ce n'est là cependant qu'une diversion. Le vrai champ de bataille est plus loin. Nos adversaires accorderaient à l'esprit moderne la disposition des choses matérielles, si on leur cédait la direction des choses morales, le gouvernement des sociétés. Pour eux, la science n'a rien autre chose à chercher que la démonstration de leurs articles de foi ; ils la laisseraient se développer à l'aise dans le sens des applications techniques, mais toute visée sur les principes est un empiétement qu'ils ne sauraient tolérer.

Or, les méthodes expérimentales et de libre critique ne reconnaissent d'autre limite à leur action que l'absence de faits précis.

Partout où se produisent des phénomènes successifs, susceptibles d'être comparés, groupés, rattachés à une même cause, il y a matière scientifique.

L'histoire, le droit, la politique, soumis à une appréciation indépendante, à une investigation scrupuleuse, se sont bientôt montrés sous un jour nouveau ; une véritable science sociale a pris naissance, et des réformes acquises déjà sous la pression des nécessités pratiques, ont été rattachées à la théorie générale du progrès et de l'évolution.

Alors les grandes organisations autoritaires se sont senties atteintes, les vieilles machines ont tremblé sur leurs bases ; et des légions, abritées dans ces forteresses du passé, se sont levées pour la défense de leurs intérêts et de leurs priviléges. Elles ont enrôlé la milice innombrable des inconscients, abusés par d'habiles sophismes ; elles étaient d'ailleurs parfaitement préparées et disciplinées pour la lutte.

N'en soyons pas intimidés ; nous savons qu'ici-bas rien ne se crée sans efforts, quand même la justice ou la loi naturelle y viendraient en aide ; toute transformation est laborieuse ; à nous donc le travail, la persévérance, et surtout l'union !

Dans la période de fermentation sociale que nous traversons, les molécules se groupent suivant leurs affinités. Où l'attraction nous portera-t-elle plus sûrement que vers nos compagnons d'études et nos collaborateurs nourris de la même chair, aspirant au même but ?

Que toute rivalité mesquine s'efface devant les grands intérêts qui nous sont communs; portons haut le drapeau de l'union médicale! Que notre corporation ne s'absorbe pas trop dans ses intérêts professionnels. C'est dans les pures régions de la science et de la philantropie que doit s'établir notre solidarité; elle nous inspirera les mêmes efforts généreux comme elle nous expose aux mêmes atteintes malveillantes. Je ne dirai pas que nous sommes entourés d'ennemis, mais, à coup sûr, nous vivons au milieu de gens qui ne pensent pas comme nous, et dont plusieurs nous regardent avec méfiance; ils nous traitent volontiers d'athées et de matérialistes, et il ne faut pas se dissimuler que, dans leur bouche, ces appellations surannées ont une signification singulièrement perfide et odieuse.

Les âmes étroites et passionnées auxquelles on a inculqué que toute vertu dépend d'une certaine croyance et tout vice de sa négation, sont très-disposées à assimiler le mécréant au scélérat.

Devant la cohorte des fanatiques, serrons les rangs, chers confrères, présentons-nous de front et bien armés. Non pas que nous ayons à frapper d'estoc et de taille, car nos plus rudes coups doivent être portés dans le silence du cabinet et dans le recueillement du laboratoire.

En même temps que nous affirmons l'indépendance

et la fermeté de nos convictions, donnons l'exemple de la réserve et de la modestie, de la tolérance et de la douceur. Nous savons trop combien il est difficile d'arriver à la vérité pour ne pas être indulgents à ceux qui s'égarent, et pour ne pas respecter toute opinion sincère.

Faisons voir que les vertus privées et sociales ne sont point le corollaire exclusif de certaine maxime ontologique plus ou moins contestable ; qu'il n'est pas nécessaire, pour faire le bien, d'avoir en perspective les récompenses d'une autre vie, et qu'en fait de châtiment, nous ne craignons rien tant que l'erreur.

Nous garderons, enfin, au fond de la conscience, l'amour de la liberté, sans laquelle il n'y a ni dignité, ni vérité, ni justice, et nous n'aurons d'antipathie qu'envers ceux qui viendraient à froisser ce sentiment.

ÉPINAL, IMP BUSY

30